49 PERGUNTAS SOBRE PARALISIA CEREBRAL

49 PERGUNTAS SOBRE PARALISIA CEREBRAL

Marcos Kenji
Maurício Almoster
Paulo Potiguara Novazzi
Sandra Alamino

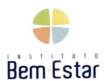

49 perguntas sobre paralisia cerebral é uma publicação do Instituto Bem-Estar e integra a Coleção 49 Perguntas.

2017

Coordenação editorial
Daniel Martins de Barros
Supervisão técnica
Sandra Alamino
Edição de conteúdo
Carol Scolforo
Projeto gráfico e diagramação
Wesley Costa

Todas as imagens deste livro foram retiradas do site freepik.com, exceto as imagens pagas ao site 123rf.com

Instituto Bem-Estar

Rua Dr Carlos de Morais Barros, 450
Vila Campesina, Osasco, SP
Cep 06023-000
Tel. (11) 3184-0082
www.institutobemestar.com.br
Facebook – facebook.com.br/institutobemestar
App - Instituto Bem-Estar

SOBRE O INSTITUTO BEM-ESTAR

Cuidar da saúde integral (física e mental) dos nossos pacientes é a especialidade do Instituto Bem-Estar, fundado em 2007. Muito além de tratar doenças, o propósito do nosso trabalho é oferecer o que há de mais moderno em diagnóstico e tratamento. Contamos com uma equipe de médicos especializados e atualizados, que atuam de forma integrada na busca de soluções para a saúde, aliando seus esforços à eficiência e ao conforto de nossa unidade. Recebemos o reconhecimento da farmacêutica Ipsen e integramos os últimos três anuários que destacaram os melhores da saúde. Somos referência em uso de Botox®, nas especialidades de Fisiatria, Neurologia, Dermatologia, Pediatria e Urologia, com uso exclusivamente terapêutico. O Instituto Bem-Estar atende por diversos planos de saúde, que variam de acordo com cada especialidade. Informe-se com a nossa Central de Relacionamento com o Cliente para saber sobre os planos autorizados e suas coberturas para atendimento.

INTRODUÇÃO

A saúde é nosso bem maior. Por seu valor ser incalculável, não se pode comprá-la. Para manter-se saudável, é preciso entender como o corpo funciona, e assim, cuidar bem dele. Com essa ideia em mente, desenvolvemos a coleção 49 Perguntas, que traz questões sobre doenças importantes, respondidas de forma direta, simples de serem entendidas, com um conteúdo de leitura rápida. Nosso objetivo é tirar as principais dúvidas, que às vezes são esquecidas durante a consulta, e informar todos os detalhes a você.

Neste volume, *49 Perguntas sobre Paralisia Cerebral*, pensamos em como este problema afeta os pacientes, que muitas vezes não sabem o que fazer diante de tantas questões novas que surgem. Detalhamos as respostas com base na experiência clínica, na literatura científica e nas diretrizes dos órgãos de referência. Esperamos que você encontre nessa fonte tudo o que procura e, assim, faça escolhas seguras e conscientes, que tornem seu futuro mais saudável e feliz.

Boa leitura!

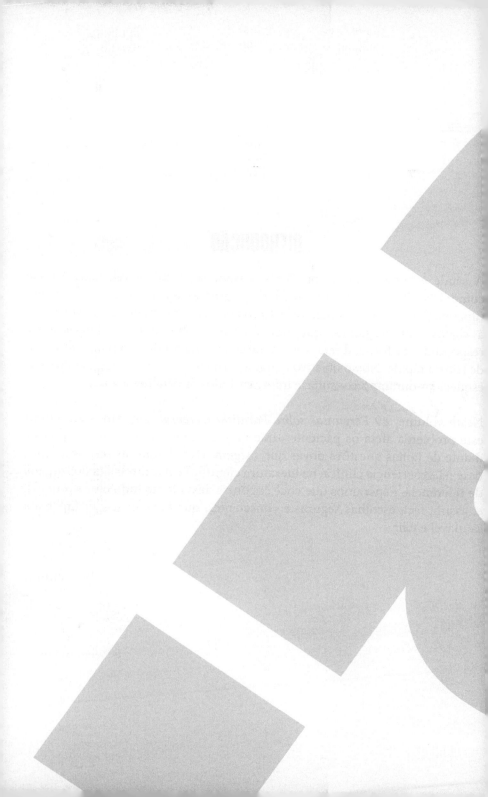

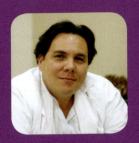

DOUTOR
MARCOS KENJI

é neurologista no Instituto Bem-Estar graduado em Medicina pela Universidade Santo Amaro, e especializado em Terapia Intensiva no Hospital Albert Einstein, e em Neurologia pela Universidade de Santo Amaro.
CRM 101.235

DOUTOR
MAURÍCIO ALMOSTER

pediatra no Instituto Bem-Estar, é graduado pela Universidade de Santo Amaro, e especializado em Pediatria e Nefrologia pela Universidade Federal de São Paulo.
CRM 101.238

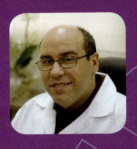

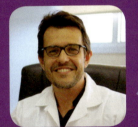

DOUTOR
PAULO POTIGUARA

é fisiatra no Instituto Bem-Estar, graduado em Medicina pela Faculdade de Medicina do ABC, especialista em Clínica Médica e Medicina Física e Reabilitação, e superespecializado em Terapia da Dor na Santa Casa de São Paulo.
CRM 87.828

DOUTORA
SANDRA ALAMINO

é fisiatra no Instituto Bem-Estar, graduada pela Universidade Nove de Julho, em São Paulo, com residência em Fisiatria no Hospital das Clínicas de São Paulo.
CRM 141.133

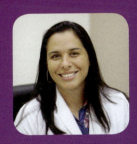

sumário

1 O que é paralisia cerebral?............

2 Quais as causas da paralisia cerebral?..

3 Quais fatores de risco podem ser de natureza materna?..................

4 Quais fatores de risco podem surgir durante o parto?....................1

5 Quais fatores de risco podem ser de natureza infantil?..................1

6 Quais os sintomas da paralisia cerebral?...1

7 O que é distúrbio motor?...................1

8 Quais os tipos de distúrbios motores de paralisia cerebral?..........1

9 Pode ocorrer distúrbio cognitivo?...1

10 Quais tipos de sequela neurológica podem ocorrer? 1

11 Quando surgem os primeiros sintomas?...2

12 Como se classifica funcionalmente a paralisia cerebral? 2

13 Como é feito o diagnóstico?.............22

14 Quais os tipos de tratamento?.........23

15 Quais medicamentos podem ser usados para a melhora do distúrbio motor?...24

16 Quais terapias são importantes?.....25

17 Quais os tipos de alterações ortopédicas mais comuns? 26

8	É necessário cirurgia?........................27	35	O que é lesão medular?....................44
9	A quais tipos de cirurgia a criança pode ser submetida?.......................28	36	O que é traumatismo crânio-encefálico?..45
10	Qual é o tipo de cirurgia mais frequente?...29	37	O que é acidente vascular cerebral?..46
21	A paralisia cerebral é hereditária?...30	38	Toda pessoa que passou por doenças ou traumas neurológicos desenvolve espasticidade?...................................47
22	Quais são as principais complicações?....................................31
23	A criança portadora de paralisia deve frequentar escola?....................32	39	Como a espasticidade é classificada?..48
24	Quais os principais cuidados que devemos ter para evitar complicações?....................................33	40	Qual é o tratamento da espasticidade?....................................49
41	O que é toxina botulínica?...............50
25	A paralisia cerebral tem cura?.........34	42	Até quando a toxina botulínica faz efeito?..51
26	Há algum tipo de prevenção?.........35
27	O que é espasticidade?....................36	43	Como a toxina botulínica age?.......52
28	Quais os sintomas da espasticidade?...................................37	44	Quais os riscos da aplicação de toxina botulínica?..............................53
29	Quais as causas da espasticidade?...................................38	45	Como é feita a aplicação de toxina botulínica?..54
30	Como é feito o diagnóstico de espasticidade?...................................39	46	Quem pode aplicar a toxina botulínica?..55
31	Por que tratar a espasticidade?.......40	47	Existe tratamento cirúrgico para espasticidade?...................................56
32	Como a espasticidade pode ser perigosa para idosos?......................41	48	A espasticidade tem cura?...............57
33	Existe algum exame que devo fazer?...42	49	Em casa, os cuidadores do portador de espasticidade devem estar atentos a que situações?...................58
34	Que doenças podem causar espasticidade?...................................43	50	E a próxima pergunta?....................59

1
O QUE É PARALISIA CEREBRAL ?

A paralisia cerebral é um grupo de desordens do desenvolvimento, movimento e postura que causam limitações na execução de tarefas. Elas são atribuídas a distúrbios não-progressivos que ocorrem quando o sistema nervoso central da criança está em desenvolvimento e é atingido por uma lesão. Isso pode acontecer em três momentos: durante a gravidez, no parto, ou após o nascimento. A paralisia afeta os movimentos da criança de forma permanente, com sintomas que podem incluir desordens motoras, convulsões, distúrbio de comportamento, cognição, comunicação, visão e audição.

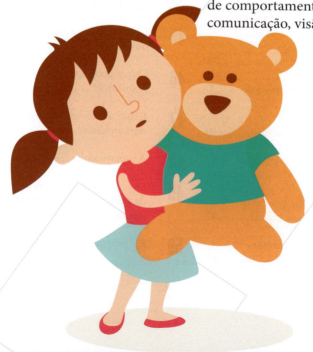

2 QUAIS AS CAUSAS DA PARALISIA CEREBRAL?

De forma geral, as causas se relacionam a alguma agressão sofrida pelo cérebro. Cerca de 20% dos casos estão ligados à fase pré-natal: são causas genéticas, lesões vasculares (encefalopatias), malformações do sistema nervoso central, infecções maternas (toxoplasmose, sífilis, citomegalovirose, rubéola, herpes simples e HIV), exposições a agentes tóxicos no primeiro semestre de gestação (medicamentos, drogas, álcool, tabaco ou radiação). Durante o nascimento, entre o trabalho de parto até as primeiras 6 horas de vida do bebê, período que chamamos de perinatal, entre 70 e 75% dos casos são causados por questões obstétricas e fatores mecânicos, que interferem no parto. Nessa fase, a paralisia também pode ser causada por falta de oxigenação no cérebro, por prematuridade ou pelo baixo peso, icterícia grave, convulsão neonatal e distúrbios metabólicos, condições que tornam o sistema nervoso do bebê muito frágil e exposto a lesões. Já no período chamado pós-natal, entre 28 dias de vida até os dois anos do bebê, de 5 a 10% dos casos são decorrentes de acidente vascular cerebral (AVC), traumatismo crânio-encefálico, infecções como meningite, meningoencefalite bacteriana ou viral, além de tumores cerebrais.

3. QUAIS FATORES DE RISCO PODEM SER DE NATUREZA MATERNA?

Fatores como a ingestão de substâncias tóxicas (drogas, tabaco, álcool) podem interferir na formação do feto, causando a paralisia. A gestante também deve evitar ao máximo contrair doenças como rubéola, catapora, sífilis, citomegalovírus, toxoplasmose, infecções bacterianas, como as de placenta e as de membrana fetal, e ainda as doenças inflamatórias pélvicas. Distúrbios de tireoide e convulsões epilépticas são outros fatores de risco, e devem ser avaliados por médico especializado. O profissional também deve acompanhar de perto gestantes expostas a desnutrição ou anemia grave, com histórico de paralisia cerebral em gestações anteriores, infecção intrauterina, hemorragias ou ameaça de aborto, eclâmpsia, retardo do crescimento fetal e gravidez de gêmeos.

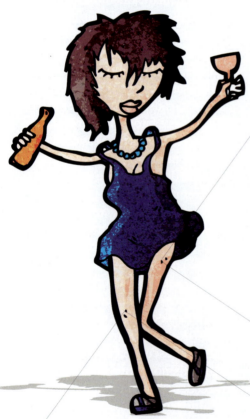

4
QUAIS FATORES DE RISCO PODEM SURGIR DURANTE O PARTO?

Entre o trabalho de parto e as primeiras 6 horas de vida, o bebê passa por diversas etapas que podem oferecer riscos de desenvolver paralisia cerebral. O nascimento prematuro é o primeiro deles – o sistema nervoso central pode não estar preparado para suportar as adaptações necessárias à vida fora do útero, e assim, ser lesionado. A falta de oxigenação adequada no cérebro, durante a saída do bebê do útero materno, é outro fator de risco, causada por um trabalho de parto muito longo, por exemplo. Mas há outros traumas que podem lesionar o sistema nervoso central do bebê durante o parto: anomalias no feto (apresentação fetal anômala), complicações obstétricas mecânicas, infecção do canal de parto ou deslocamento prematuro de placenta. Ao confiar em um profissional experiente e fazer avaliações pré-natais satisfatórias, esses fatores são minimizados.

5
QUAIS FATORES DE RISCO PODEM SER DE NATUREZA INFANTIL?

Após o nascimento, os riscos de desenvolver paralisia aumentam s o bebê tiver baixo peso, apresenta icterícia grave (ou não receber tratamento adequado à doença), tiver desidratação prolongada, passar por desnutrição, intoxicações ou síndromes epiléticas. Também agravam os riscos doenças como meningite, encefalite viral, tumores, ou traumatismo craniano que atinja o sistema nervoso central, até os dois anos de idade, período no qual a região não está completamente formada.

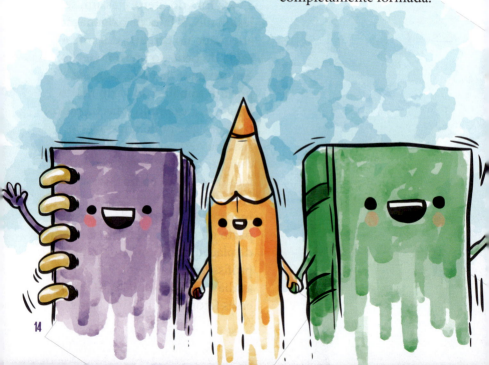

6 QUAIS OS SINTOMAS DA PARALISIA CEREBRAL?

Geralmente os sinais são percebidos até os dois anos de idade da criança e estão ligados a déficit de movimentos, dores e posturas anormais, em relação à sua faixa etária. De acordo com o grau de paralisia, há mais comprometimento e dependência de cuidados.

7
O QUE É DISTÚRBIO MOTOR?

A paralisia afeta o sistema nervoso central, área do cérebro responsável pelos comandos de movimentação de braços e pernas, dificultando suas funções. O distúrbio motor é a principal alteração causada pela paralisia e compromete os movimentos e a locomoção, em graus diferentes para cada quadro, mas sempre presente.

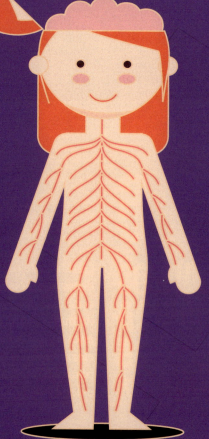

8
QUAIS OS TIPOS DE DISTÚRBIOS MOTORES NA PARALISIA CEREBRAL?

São basicamente três tipos de distúrbio motor. O mais comum, o espástico, é causado por lesão do córtex motor do cérebro, o que leva os músculos das pernas a ficarem enrijecidos, tornando difíceis os movimentos. Este pode ter cinco subtipos: tetraparesia (quando afeta quatro membros), diparesia (apenas membros inferiores são afetados), hemiparesia (braço e perna de um lado do corpo são afetados), monoparesia (quando só um membro do corpo é afetado) e triparesia (três membros são afetados: geralmente, um superior e dois inferiores). O segundo tipo de distúrbio motor é o discinético, quando os núcleos da base do cérebro são afetados. Isso leva a movimentos involuntários, com posturas anormais (o que chamamos de distonia). O terceiro tipo é o atáxico, o menos comum entre os portadores de paralisia cerebral – o cerebelo é atingido e os comandos referentes a equilíbrio e coordenação motora são afetados, causando desequilíbrio e falta de coordenação dos movimentos.

PODE OCORRER DISTÚRBIO COGNITIVO?

Em 75% dos casos, sim, o intelecto é afetado. A paralisia cerebral pode interferir nas funções cognitivas de formas diferentes – isso vai depender do grau e da extensão da área afetada pela lesão. A criança pode ter inteligência normal ou apresentar algum atraso de desenvolvimento. Vale notar que as próprias limitações físicas podem dificultar seu aprendizado normal e suas experiências práticas.

10 QUAIS TIPOS DE SEQUELA NEUROLÓGICA PODEM OCORRER?

As sequelas de forma geral incluem problemas de visão, fala, deglutição e respiração, além das deficiências auditiva e mental, rigidez muscular, espasticidade, incontinência urinária, convulsões, tremores, dificuldade de locomoção e de realizar movimentos finos com as mãos.

11
QUANDO SURGEM OS PRIMEIROS SINTOMAS?

Já nos primeiros meses de vida é possível perceber sinais da paralisia cerebral. Em geral, ao acompanhar o desenvolvimento do bebê, o médico avalia se as ações dele correspondem ao esperado para sua faixa etária. Quando esse desenvolvimento é muito lento ou tem atrasos anormais, é preciso investigar melhor para analisar se há algum grau de paralisia.

12 COMO SE CLASSIFICA FUNCIONALMENTE A PARALISIA CEREBRAL?

A classificação funcional é chamada *Gross Motor Function Classification System* (conhecido pela sigla GMFCS), que é dividida em cinco níveis. No primeiro, a criança anda sem restrições, com limitações de habilidades motoras grossas mais avançadas, como correr e pular. No segundo nível, a criança anda sem meio auxiliar, mas tem limitações para andar em espaços externos. No terceiro, a criança anda com assistência de meio auxiliar, mas também passa por limitações para caminhar em lugares em que há mais pessoas. No nível quatro, a criança tem mobilidade limitada e necessita de cadeira de rodas para se locomover. No quinto e último estágio, a criança tem locomoção gravemente limitada, mesmo com uso de tecnologias de assistência.

13
COMO É FEITO O DIAGNÓSTICO?

Ao identificar que seu filho tem atrasos de desenvolvimento de movimentos, de coordenação motora, posturas anormais ou aumento de tônus muscular, é importante tirar dúvidas com o médico. Geralmente, até os dois anos de idade é possível perceber esses sinais em casa. O médico especializado investigará a fundo, com exames para constatar se o sistema nervoso central sofreu alguma lesão que possa indicar a paralisia.

14 QUAIS OS TIPOS DE TRATAMENTO?

É necessário, antes de tudo, buscar uma equipe multidisciplinar para cuidar da criança em todos os aspectos e ajudar em seu desevolvimento. Pediatra, fisiatra, neurologista, fisioterapeuta, ortopedista, fonoaudiólogo e psicólogo são alguns dos que devem ser envolvidos no tratamento. Os medicamentos a serem prescritos dependem do grau de paralisia e das sequelas que devem ser amenizadas. Há diversas terapias que aumentam a qualidade de vida. Podem ser essenciais as sessões de fonoaudiologia, as órteses e a terapia ocupacional, que ajuda na adaptação a equipamentos de locomoção. A toxina botulínica é outra opção eficaz no alívio da rigidez muscular. Em casos mais graves, de contratura muscular intensa, a cirurgia pode fazer parte do tratamento.

15

QUAIS MEDICAMENTOS PODEM SER USADOS PARA A MELHORA DO DISTÚRBIO MOTOR?

O tratamento com medicamentos busca amenizar as contrações dos músculos e aliviar as dores da rigidez muscular. Sua prescrição varia de acordo com cada quadro, mas, em geral, a aplicação de toxina botulínica é recomendada para a maioria dos pacientes, por sua eficácia no relaxamento muscular. Outras substâncias orais entram na lista de possíveis indicações do médico, como a levodopa, a carbamazepina, o dantroleno sódico e o baclofen. Podem ser incluídos medicamentos para estimular a atividade cerebral, no sentido de potencializar a atenção e a concentração. Os anticonvulsivantes fenotoína, fenobarbital e ácido valprótico são outras opções a serem orientadas pelo profissional especializado. Há ainda os benzodiazepínicos, usados para tratar espasticidade e discinesia (movimentos involuntários).

16 QUAIS TERAPIAS SÃO IMPORTANTES?

As terapias buscam desenvolver e estimular o portador de paralisia cerebral de maneiras diferentes, por isso, colaboram com o tratamento como um todo. Entre as mais indicadas estão a fisioterapia, que pode ajudar na reabilitação muscular; a terapia ocupacional, uma aliada em relação à adaptação aos andadores, cadeira de rodas ou órteses, ou na manutenção de posturas adequadas; e a fonoaudiologia, de extrema importância para a comunicação. Há ainda a equoterapia, que promove interação lúdica e estimula o equilíbrio, além de várias outras terapias que podem complementar o tratamento de forma positiva.

17
QUAIS OS TIPOS DE ALTERAÇÕES ORTOPÉDICAS MAIS COMUNS?

A subluxação de quadril (que ocorre quando as superfícies de articulações são parcialmente separadas) pode ser aparente a partir dos três anos. As deformidades causadas por crescimento anormal de algumas regiões do corpo (chamadas de alterações de displasia) geralmente são detectadas em torno dos cinco anos. Joelhos com deformidades em flexão ou em extensão, e pé equino varo ou valgo, ou dedos dos pés em garras são outras alterações causadas pela paralisia.

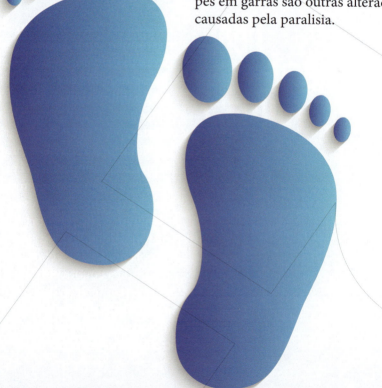

18 É NECESSÁRIO CIRURGIA?

A cirurgia é uma opção apenas em situações em que a espasticidade prejudica a locomoção, em quadros de musculatura muito rígida ou em casos de espasticidade nos quais os ossos adquirem deformidades que interferem em sua qualidade de vida e causam dores, por exemplo.

19
A QUAIS TIPOS DE CIRURGIA A CRIANÇA PODE SER SUBMETIDA?

A partir dos quatro ou cinco anos de idade, a criança pode ser submetida à cirurgia de alongamento muscular (corte do tendão para que o músculo fique relaxado). Outra opção de cirurgia é a rizotomia, que divide as raízes dos nervos e ameniza a espasticidade. Já as cirurgias ortopédicas (nos quadris e na espinha, geralmente, para corrigir posturas ou formações ósseas errôneas) podem ser feitas quando o esqueleto estiver mais bem formado, ou seja, a partir dos oito anos de idade.

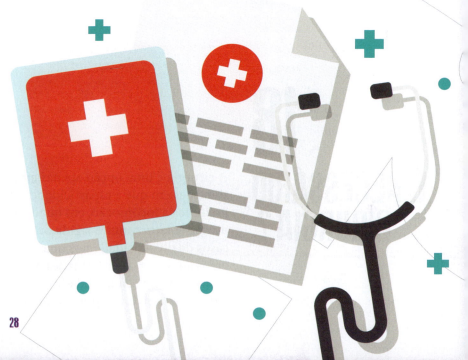

20
QUAL O TIPO DE CIRURGIA MAIS FREQUENTE?

Para pacientes com potencial para andar, geralmente o procedimento engloba quadril, joelho e pé, com base no grau de deformidade, no potencial de marcha e no desenvolvimento neuromotor de cada criança. A tenotomia dos adutores é outra cirurgia que pode ser realizada isoladamente, a fim de que haja melhora na aquisição do equilíbrio de tronco e, consequentemente, da marcha.

21
A PARALISIA CEREBRAL É HEREDITÁRIA?

Não, estudos recentes indicam que uma baixa porcentagem de casos (14% deles) podem ser atribuídos à herança genética dos pais.

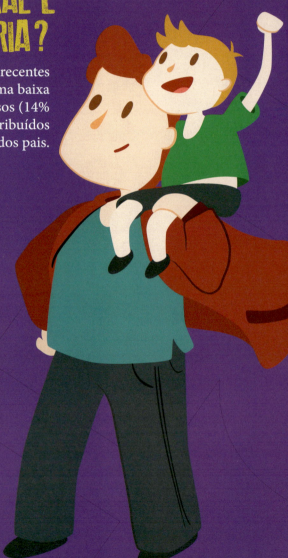

22 QUAIS SÃO AS PRINCIPAIS COMPLICAÇÕES?

A rigidez muscular é a principal complicação, seguida de deformidades ósseas que podem interferir na mobilidade, além de provocar posturas que causam ainda mais dores. Pacientes que passam muito tempo sentados ou deitados podem pressionar muito certos pontos do corpo, o que facilita o surgimento de escaras na pele e má circulação de sangue, por isso, é preciso estar atento a sua postura na cama ou cadeira de rodas. Pessoas que precisam usar órteses ou sondas podem ter esses equipamentos deslocados, o que pode causar complicações diversas e graves. Há outros problemas iminentes, como doenças respiratórias, psíquicas e desnutrição, aos quais os cuidadores devem estar sempre alertas.

23
A CRIANÇA PORTADORA DE PARALISIA DEVE FREQUENTAR ESCOLA?

Sim, a criança pode e deve participar de aulas em uma escola inclusiva e adaptada às suas necessidades, com rampas de acesso, equipamentos que facilitem o uso do banheiro e um cuidador preparado para lidar com os cuidados especiais e situações de emergência que possam surgir.

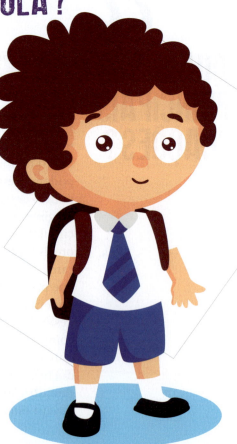

24 QUAIS OS PRINCIPAIS CUIDADOS QUE DEVEMOS TER PARA EVITAR COMPLICAÇÕES?

Seguir o tratamento multidisciplinar, as orientações indicadas pelos médicos da equipe, estar atento às alterações de posturas e dos ossos, às dores e à rigidez muscular, à pele e aos cuidados de higiene de forma geral. É preciso ainda manter o calendário de vacinação em dia, observar os efeitos colaterais e reações adversas aos medicamentos, cuidar da saúde emocional e psíquica, facilitar a inclusão da pessoa em grupos sociais, cuidar da nutrição, da hidratação e observar órteses e outros equipamentos, como sondas.

25

A PARALISIA CEREBRAL TEM CURA?

Não. A paralisia cerebral é um estado permanente e não-degenerativo, ou seja, não piora com o tempo. A lesão que atingiu o sistema nervoso central é irreversível. Suas sequelas podem ser amenizadas, mas não curadas. No entanto, a pessoa pode desenvolver outras regiões do cérebro que não foram afetadas pelo problema.

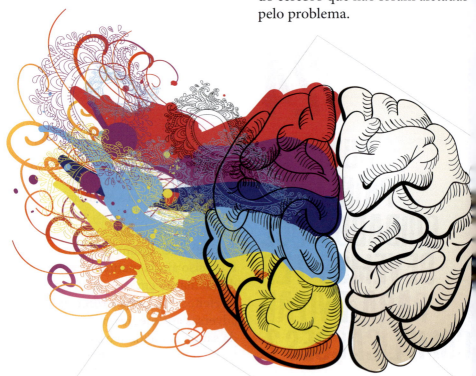

26 HÁ ALGUM TIPO DE PREVENÇÃO?

Na maioria dos casos, a paralisia cerebral pode ser prevenida com cuidados na gravidez, durante o parto e após o nascimento. Na gestação, é preciso que a mãe evite bebidas alcoólicas, substâncias tóxicas e faça acompanhamento médico adequado, o que evitará o nascimento prematuro e amenizará um fator de risco para a paralisia. Para o parto, é importante estar sob cuidados de um profissional experiente. Após o nascimento, a prevenção inclui manter as vacinas em dia para evitar doenças como meningite. Proteja sempre o bebê de quedas, já que elas podem causar fraturas no crânio.

27 O QUE É ESPASTICIDADE?

É o aumento do tônus muscular que interfere nos movimentos, provocando contração nos músculos e interrompendo as atividades. O problema surge após alguma ocorrência neurológica, como um acidente vascular cerebral ou lesões cerebrais, e afeta a comunicação do cérebro com alguma região muscular, que fica enrijecida.

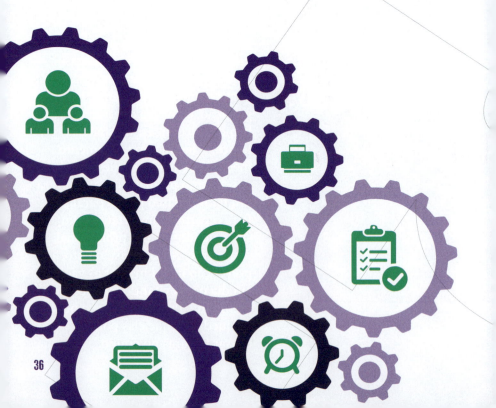

28 QUAIS OS SINTOMAS DA ESPASTICIDADE?

Na área atingida pela doença, músculo e tendão ficam contraídos permanentemente e rígidos, o que causa movimentos involuntários. A postura do membro acometido pelo problema é anormal, os reflexos são alterados. Um exemplo são pernas que se cruzam involuntariamente, encurvadas, em forma de tesoura. A contração muscular pode interferir nos movimentos, causando dificuldades de locomoção, mas ela também pode atrapalhar a fala, e ainda causar dores nas articulações. Tudo depende da área em que a espasticidade estiver localizada.

29
QUAIS AS CAUSAS DA ESPASTICIDADE?

A espasticidade pode acontecer após trauma físico, acidente vascular cerebral, traumatismo craniano, paralisia cerebral, lesões medulares e esclerose múltipla. Essas condições lesionam o sistema nervoso central e interferem no envio de sinais para os músculos, o que causa o problema.

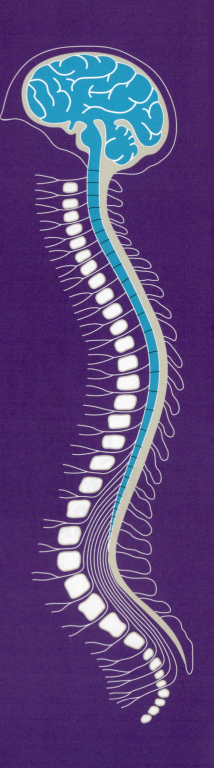

30
COMO É FEITO O DIAGNÓSTICO DE ESPASTICIDADE?

É preciso procurar o médico especialista para avaliar o quadro, identificar corretamente a rigidez muscular e enquadrá-la como espasticidade. O fisiatra, o neurologista, o neurocirurgião ou o pediatra (no caso das crianças) fará a avaliação clínica do membro que apresenta rigidez, com alguns testes de movimentos. Você precisa informar também os remédios que toma atualmente, sua propensão a doenças neurológicas ou musculares e seu histórico familiar, para que a análise do quadro seja completa.

31
POR QUE TRATAR A ESPASTICIDADE?

Sem o tratamento adequado, a espasticidade compromete toda a reabilitação do paciente, assim como sua mobilidade. Ao tratá-la, há mais oportunidades de melhorar a independência e os movimentos relacionados à alimentação e à higiene do paciente. O tratamento também tem objetivo de reduzir as dores, melhorar a qualidade do sono e minimizar a incidência de quadros depressivos.

32
COMO A ESPASTICIDADE PODE SER PERIGOSA PARA IDOSOS?

Os idosos com espasticidade estão mais expostos a fraturas por queda. Por isso, o quanto antes o tratamento for iniciado, menores serão os riscos e também os gastos. Quando a doença não é tratada e se torna crônica, a resposta às intervenções médicas tende a ser menor.

33
EXISTE ALGUM EXAME QUE DEVO FAZER?

Geralmente, o exame clínico feito por um médico especializado é o bastante para o diagnóstico eficaz. Basta uma consulta para o especialista identificar o grau da doença e o tratamento que deverá ser adotado.

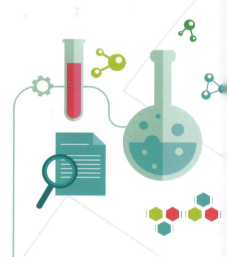
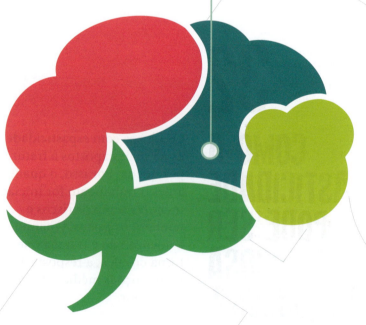

34 QUE DOENÇAS PODEM CAUSAR ESPASTICIDADE?

Doenças neurológicas, como o acidente vascular cerebral, a lesão medular, o traumatismo crânio-encefálico e a paralisia cerebral podem causar a espasticidade. Todas elas podem interferir no envio de sinais do sistema nervoso central para os músculos.

35
O QUE É LESÃO MEDULAR?

Lesão medular ocorre quando algum trauma físico atinge a medula. Isso pode acontecer após sofrer um acidente automobilístico, passar por uma agressão física, ou se machucar praticando algum esporte, entre outras ocorrências.

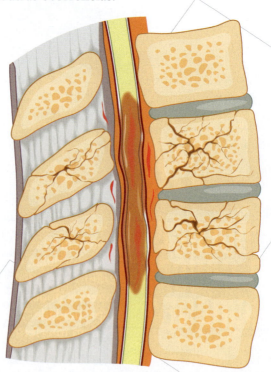

36 O QUE É TRAUMATISMO CRÂNIO-ENCEFÁLICO?

É considerado traumatismo crânio-encefálico qualquer trauma que lesione o crânio, atingindo alguma de suas partes, e causando danos permanentes. O nível de consciência e as habilidades cognitivas, físicas e comportamentais podem ser comprometidos, de acordo com a região afetada.

37
O QUE É AVC?

AVC é a sigla para acidente vascular cerebral. Há diferentes tipos de AVC, mas geralmente ele acontece apósa rápida morte de neurônios, causada por alguma interrupção ou rompimento de vasos sanguíneos no cérebro. Também conhecido popularmente como derrame, o AVC normalmente leva à perda brusca de algumas funções neurológicas.

38
TODA PESSOA QUE PASSOU POR DOENÇAS OU TRAUMAS NEUROLÓGICOS DESENVOLVE ESPASTICIDADE?

Não. Em geral, a espasticidade acomete mais os pacientes que tiveram paralisia cerebral (de 70 a 80% deles) e lesões medulares (de 60 a 78% deles). A espasticidade ocorre em menor proporção em pessoas que passaram por AVC (de 20 a 38% deles) e em sobreviventes de traumatismos crânio--encefálicos (de 13 a 20% deles desenvolvem a doença).

39
COMO A ESPASTICIDADE É CLASSIFICADA?

O médico deve avaliar a espasticidade utilizando a escala de Ashworth, que varia de 0 a 5 graus. No 0, o músculo está em estado relaxado, saudável. Do grau 1 ao 4, a intensidade da espasticidade aumenta. Ao atingir o ponto 5, há o comprometimento total da movimentação, o grau máximo do problema.

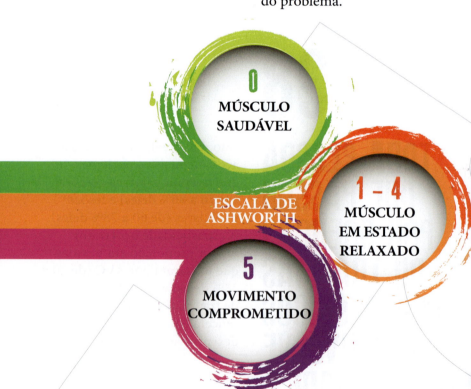

ESCALA DE ASHWORTH

0 — MÚSCULO SAUDÁVEL

1 – 4 — MÚSCULO EM ESTADO RELAXADO

5 — MOVIMENTO COMPROMETIDO

40 QUAL É O TRATAMENTO DA ESPASTICIDADE?

Após avaliar cada caso, o especialista pode indicar os tratamentos de fisioterapia, uso de órtese, medicamentos relaxantes musculares ou aplicação de toxina botulínica. Pode ser necessário aliar as opções, mas também há possibilidade de apenas uma delas ser suficiente.

41
O QUE É TOXINA BOTULÍNICA?

A toxina botulínica é um medicamento biológico que tem poder de bloquear a comunicação entre nervos e músculos. Ou seja, no caso da espasticidade, ela age impedindo e tornando suave a contração muscular. Embora a palavra "toxina" remeta a algo tóxico e perigoso, ela é extremamente benéfica e eficiente neste tipo de tratamento. Aplicada por meio de injeção, seu efeito começa a ser sentido pelo paciente entre o segundo e terceiro dia após o procedimento.

42. ATÉ QUANDO A TOXINA BOTULÍNICA FAZ EFEITO?

A toxina botulínica age por até quatro meses (ou, em alguns casos, chega a durar seis meses). Ela deve ser reaplicada dentro deste período, para que o tratamento seja eficaz.

43
COMO A TOXINA BOTULÍNICA AGE?

Normalmente, para que um músculo faça uma contração, os nervos liberam uma substância chamada acetilcolina. Quando ela é liberada em excesso, o músculo fica hiperestimulado, o que causa espasmos e rigidez muscular. As aplicações de toxina botulínica agem neste ponto, bloqueando o envio errôneo deste elemento e relaxando as fibras musculares, para que o paciente se sinta melhor

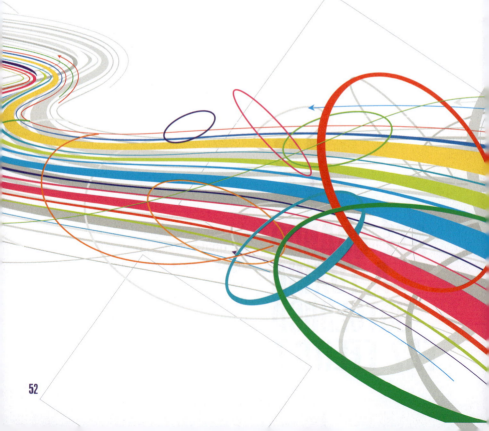

44 QUAIS OS RISCOS DA APLICAÇÃO DE TOXINA BOTULÍNICA?

Quando aplicada por um profissional qualificado, a toxina botulínica é um tratamento seguro, feito com a dosagem certa e com tranquilidade. Após a aplicação, pequenos hematomas podem surgir, mas são considerados normais: isso acontece porque a agulha atinge vasos sanguíneos próximos do local a ser tratado. No entanto, um profissional sem qualificação e experiência pode errar a dose, aplicar de forma incorreta e prejudicar o tratamento, causando traumas e lesões. Por isso, o médico especializado é sempre o mais indicado para minimizar qualquer problema e saber como agir em todas as situações.

45 COMO É FEITA A APLICAÇÃO DE TOXINA BOTULÍNICA?

Antes do procedimento, o médico aplica um anestésico local, que irá acalmar a superfície da pele. Depois disso, a toxina é injetada por meio de uma seringa, com agulha fina. O produto preenche toda a parte interna, e o que se sente são as aplicações das injeções. Em seguida, o paciente é liberado, sem nenhuma recomendação específica.

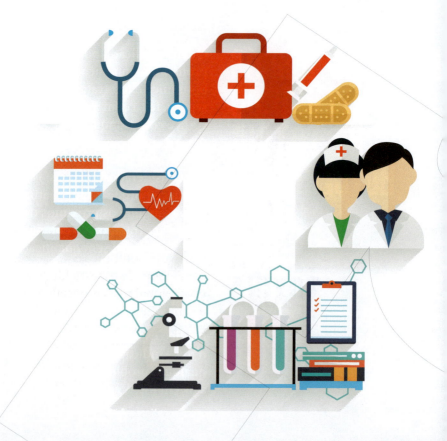

46 QUEM PODE APLICAR A TOXINA BOTULÍNICA?

Apenas médicos certificados pelo Conselho Regional de Medicina (CRM) podem fazer aplicação de toxina botulínica. No caso de tratamento da espasticidade, o profissional mais especializado e experiente é sempre a melhor opção. Fisiatra, pediatra, neurologista ou neurocirurgião são os que mais possuem prática, o que torna mais seguro o procedimento.

47 EXISTE TRATAMENTO CIRÚRGICO PARA ESPASTICIDADE?

Sim, existe. A cirurgia pode ser feita sobre o sistema nervoso central (SNC), sobre o sistema nervoso periférico (SNP) ou sobre o Sistema musculoesquelético (SME), tudo depende da região afetada pelo problema. Há vários tipos de procedimentos cirúrgicos possíveis. Geralmente, o médico indica um deles caso outros tratamentos não tenham eficácia.

48
A ESPASTICIDADE TEM CURA?

Não há cura para a espasticidade. Porém, com o tratamento correto e especializado, o grau do problema pode ser suavizado, melhorando a qualidade de vida do paciente.

49. EM CASA, OS CUIDADORES DO PORTADOR DE ESPASTICIDADE DEVEM ESTAR ATENTOS A QUAIS SITUAÇÕES?

É preciso verificar sempre o posicionamento correto do paciente na cama, cuidar dos membros que se estendem involuntariamente – com uso de coxins com lençóis e almofadas, principalmente em casos de proeminência óssea. É preciso evitar ainda lesões de pele, como ulcerações, as quais pioram o quadro da espasticidade. Normalmente, nos casos de movimentos involuntários, há também aumento da sensibilidade da pele, por isso é essencial cuidar dessa parte. Avalie sempre o conforto térmico do paciente, veja se há infecção urinária, e vigie as posições corretas de órteses. Além disso, em caso de pacientes que tomam remédios, é importante verificar se o efeito colateral deles tem causado vertigem ou sonolência e informar ao médico caso alguma sensação diferente aconteça.

50
E A PRÓXIMA PERGUNTA?
Quem faz é você. Procure seu médico e tire suas dúvidas.

49 PERGUNTAS SOBRE PARALISIA CEREBRAL

Copyright © 2017 Editora Manole, por meio de contrato com a Allergan Produtos Farmacêuticos Ltda. e de contrato de coedição com o Instituto Bem-Estar Serviços Médicos Ltda.

Minha Editora é um selo editorial Manole.

Este livro contempla as regras do Acordo Ortográfico da Língua Portuguesa.

Dados Internacionais de Catalogação na Publicação (CIP)
(Câmara Brasileira do Livro, SP, Brasil)

---
49 perguntas sobre paralisia cerebral / Marcos Kenji...[et al.].
– Barueri, SP : Manole, 2017. – (Coleção 49 perguntas ; v. 7)

Outros autores: Maurício Almoster, Paulo Potiguara Novazzi, Sandra Alamino
ISBN 978-85-7868-276-7

1. Paralisia cerebral 2. Perguntas e respostas I. Kenji, Marcos. II. Almoster, Maurício. III. Novazzi, Paulo Potiguara. IV. Alamino, Sandra. V. Série.

CDD-616.836
16-09104   NLM-WL 346

Índices para catálogo sistemático:
1. Paralisia cerebral : Medicina   616.836

Todos os direitos reservados.
Nenhuma parte deste livro poderá ser reproduzida, por qualquer processo, sem a permissão expressa dos editores.
É proibida a reprodução por xerox.
A Editora Manole é filiada à ABDR – Associação Brasileira de Direitos Reprográficos.

Editora Manole Ltda.
Av. Ceci, 672 – Tamboré
06460-120 – Barueri – SP – Brasil
Fone: (11) 4196-6000
Fax: (11) 4196-6021
www.manole.com.br
info@manole.com.br

Impresso no Brasil
Printed in Brazil

49 PERGUNTAS SOBRE PARALISIA CEREBRAL